Imran Gattoo
Ghulam Nabi Rather
Muzaffer Jan

Padrão de morbidade e mortalidade em bebés prematuros tardios

Imran Gattoo
Ghulam Nabi Rather
Muzaffer Jan

Padrão de morbidade e mortalidade em bebés prematuros tardios

Imprint

Any brand names and product names mentioned in this book are subject to trademark, brand or patent protection and are trademarks or registered trademarks of their respective holders. The use of brand names, product names, common names, trade names, product descriptions etc. even without a particular marking in this work is in no way to be construed to mean that such names may be regarded as unrestricted in respect of trademark and brand protection legislation and could thus be used by anyone.

Cover image: www.ingimage.com

This book is a translation from the original published under ISBN 978-620-2-30832-8.

Publisher:
Sciencia Scripts
is a trademark of
Dodo Books Indian Ocean Ltd. and OmniScriptum S.R.L publishing group

120 High Road, East Finchley, London, N2 9ED, United Kingdom
Str. Armeneasca 28/1, office 1, Chisinau MD-2012, Republic of Moldova, Europe
Printed at: see last page
ISBN: 978-620-8-04181-6

INTRODUÇÃO

INTRODUÇÃO

Está bem estabelecido que a idade gestacional tem um grande impacto nos resultados clínicos. Assim, é necessário uniformizar a terminologia médica relacionada com a maturação neonatal em função da idade gestacional (IG) e não do peso à nascença, para que possam ser administrados cuidados adequados à idade gestacional.

Bebés pré-termo tardios - A Academia Americana de Pediatria (AAP), o Colégio Americano de Obstetrícia e Ginecologia (ACOG) e o Centro Nacional de Estatísticas da Saúde (NCHS) definem o nascimento pré-termo tardio como o parto de um bebé com 34 semanas a 36 semanas e 6 dias de gestação [ou seja, 239 a 259 dias após o primeiro dia da DUM][1] . Representam 9,1% de todos os nascimentos e três quartos de todos os nascimentos pré-termo[2] .

Têm maior morbilidade e mortalidade do que os bebés de termo [idade gestacional > 37 semanas] devido à sua relativa imaturidade fisiológica e metabólica, apesar de terem frequentemente o tamanho e o peso de alguns bebés de termo. Os recém-nascidos de pré-termo tardio são frequentemente considerados normais e têm alta precoce (<2 noites de internamento), o que pode ser um fator de aumento do risco global de reinternamento. O metabolismo dos hidratos de carbono nos bebés prematuros tardios não é bem conhecido. Nos recém-nascidos pré-termo tardios, a hipoglicemia que requer infusão de glicose durante a hospitalização inicial ocorre mais frequentemente do que nos recém-nascidos de termo. O grupo de pré-termo tardio tem taxas 2 a 3 vezes superiores de morbilidades ligeiras a moderadas, como hipotermia, hipoglicemia, atraso na eliminação de fluidos pulmonares e dificuldade respiratória, má alimentação, iterícia, infeção e taxas de readmissão após a alta hospitalar inicial[3-6].

O termo pré-termo tardio substituiu o termo próximo para descrever este grupo de bebés, uma vez que o termo implica incorretamente que estes bebés são quase de termo e apenas necessitam de cuidados neonatais de rotina[7].

Em comparação com os bebés de termo, os bebés prematuros tardios correm um maior risco de desenvolver complicações médicas e têm taxas de mortalidade mais elevadas durante a infância. A taxa de mortalidade infantil dos bebés prematuros tardios é três a cinco vezes superior à dos bebés de termo. [8-11]

Verificou-se que cada redução semanal na idade gestacional (IG) estimada ao nascimento está associada a um aumento do risco de morte[12].

Os bebés prematuros tardios também enfrentam uma maior morbilidade antes da alta hospitalar e taxas mais elevadas de readmissão hospitalar nos primeiros meses de vida. Os factores de risco para a necessidade de cuidados hospitalares ou para a morbilidade incluem ser o primogénito, não ter sido amamentado à data da alta, ter uma mãe que teve complicações no parto e no nascimento. [13]

Têm 4 vezes mais probabilidades do que os bebés de termo de ter > 1 doença diagnosticada e 3,5 vezes mais probabilidades de ter > 2 doenças diagnosticadas[14] .

Durante os últimos anos, a proporção de nascimentos prematuros tardios aumentou. A razão para o aumento dos nascimentos prematuros tardios durante a última década não é bem compreendida. Uma hipótese é que pode ser atribuída, em parte, ao aumento da utilização de tecnologias reprodutivas e, consequentemente, a um aumento das gravidezes multi-fetais. Outra hipótese é que os avanços na prática obstétrica levaram a um aumento da vigilância e das intervenções médicas durante a gravidez. Consequentemente, os fetos considerados em risco de nado-morto, incluindo os que apresentam restrição do crescimento intrauterino, anomalias fetais e asfixia intraparto, podem ser identificados mais cedo, o que resulta num maior número de partos entre as 34 e as 36 semanas de gestação[15-19] .

A apneia ocorre mais frequentemente nos bebés pré-termo tardios do que nos bebés de termo. A incidência de apneia em bebés prematuros tardios situa-se entre 4% e 7%, em comparação com 1% a 2% nos bebés de termo. A predisposição para a apneia nos recém-nascidos pré-termo tardios está associada a vários factores subjacentes, incluindo uma maior suscetibilidade à depressão respiratória hipóxica, uma diminuição da quimiossensibilidade central ao dióxido de carbono, receptores pulmonares irritantes imaturos, aumento da inibição respiratória, sensibilidade à estimulação laríngea e diminuição do tónus muscular dilatador das vias aéreas superiores. Suspeita-se também que os recém-nascidos pré-termo tardios possam estar em maior risco de apneia mediada centralmente, porque o seu sistema nervoso central é imaturo em termos de desenvolvimento (ou seja, menos sulcos e giros, menos mielina) e o seu cérebro tem aproximadamente dois terços do tamanho do cérebro de um bebé de termo[20-24].

Os recém-nascidos pré-termo têm um risco acrescido de desenvolver hipoglicemia após o nascimento, porque têm glicogenólise hepática e lipólise do tecido adiposo imaturas, desregulação hormonal e gluconeogénese e cetogénese hepáticas deficientes. As concentrações de glucose no sangue dos bebés pré-termo diminuem tipicamente para um valor nadir 1 a 2 horas após o nascimento e permanecem baixas até que as vias metabólicas possam compensar ou até que sejam fornecidas fontes exógenas de glucose.[25]

A iterícia e a hiperbilirrubinemia ocorrem mais frequentemente e são mais prolongadas nos bebés prematuros tardios do que nos bebés de termo, porque os bebés prematuros tardios têm uma maturação retardada e uma concentração mais baixa de uridina difosfo-glucuronato-glucuronosiltransferase Os bebés prematuros tardios têm duas vezes mais probabilidades do que os bebés de termo de ter concentrações de bilirrubina significativamente elevadas e concentrações mais elevadas 5 e 7 dias após o nascimento[26] .

Os bebés prematuros tardios têm também uma função **gastrointestinal** imatura e dificuldades de alimentação que os predispõem a um aumento da circulação entero-hepática, a uma diminuição da frequência das **fezes**, à desidratação e à hiperbilirrubinemia[27-28] .

A alimentação durante a hospitalização inicial ao nascimento pode ser transitoriamente bem-sucedida, mas não se mantém após a alta. As dificuldades de alimentação em bebés prematuros tardios que estão associadas a um tónus oromotor, função e maturação neural relativamente baixos também predispõem estes bebés à desidratação e hiperbilirrubinemia.[29-38]

A resposta de um bebé à exposição ao frio após o nascimento está relacionada com a idade gestacional e é afetada pelo tamanho físico, pela quantidade de tecido adiposo castanho e branco maduro e pela maturidade do hipotálamo. A acumulação e maturação da gordura castanha e as concentrações das hormonas responsáveis pelo metabolismo da gordura castanha (por exemplo, prolactina, leptina, norepinefrina, triiodotironina, cortisol) atingem o seu pico no termo. Assim, os bebés prematuros tardios têm menos tecido adiposo branco para isolamento e não conseguem gerar calor a partir do tecido adiposo castanho de forma tão eficaz como os bebés nascidos de termo. Além disso, é provável que os bebés prematuros tardios percam calor mais rapidamente do que os bebés de termo, porque têm um rácio maior de área de superfície em relação ao peso e são mais pequenos[39-4 1].

Todas as formas de morbilidade respiratória, incluindo a taquipneia transitória do recém-nascido, a síndrome de dificuldade respiratória, a pneumonia e a hipertensão pulmonar afectam os bebés prematuros tardios a uma taxa mais elevada do que os bebés com idade gestacional mais avançada. O trabalho de parto prematuro é a causa mais comum (45%) de nascimentos prematuros tardios[42-44].

1. MATERIAL E MÉTODOS

MATERIAL E MÉTODOS

LOCAL: O estudo foi efectuado no Departamento de Pediatria e Neonatologia do G.B. Pant General Hospital e no Departamento de Ginecologia e Obstetrícia do LLala Ded (L.D) hospital e do G.B. pant hospital, (hospitais associados do Government Medical College, Srinagar).

DESENHO: Estudo prospetivo de base hospitalar realizado de abril de 2012 a março de 2013.

GRUPO DE ESTUDO E CRITÉRIOS DE INCLUSÃO: O grupo de estudo incluiu recém-nascidos vivos (34 o/7 a 36 6/7 semanas) nascidos no departamento de obstetrícia e ginecologia do L.D hospital e do G.B. Pant General Hospital durante o período de estudo. Os bebés de termo foram considerados como controlo. A idade gestacional foi avaliada pelo último período menstrual da mãe e pela pontuação de New Ballard. Todos os bebés incluídos no estudo foram seguidos durante os primeiros 7 dias de vida para detetar qualquer morbilidade e mortalidade. Os recém-nascidos pré-termo tardios e os recém-nascidos de termo que necessitaram de internamento foram admitidos na secção de neonatologia do G.B. pant hospital e do L.D. hospital.

Critérios de exclusão

Foram excluídos do estudo os bebés com anomalias congénitas graves e os bebés com síndromes cromossómicas clinicamente identificadas.

Método

Os recém-nascidos do grupo de estudo que necessitaram de internamento foram avaliados na secção de Neonatologia do G.B. pant hospital e do L.D. hospital. Foram registados os antecedentes relevantes, que incluíam a ordem de nascimento, o sexo do bebé, a morada, a idade gestacional, o local do parto, o modo de parto (vaginal, cesariana), a data e a hora do parto, a pontuação de Apgar 1 minuto e 5 minutos após o nascimento, a necessidade de reanimação, a presença de febre materna e a rutura prolongada das membranas. O exame incluiu a determinação da idade gestacional (último período menstrual da mãe, pontuação de New Ballard), peso do bebé, tónus e atividade muscular, cor, frequência respiratória, dificuldade respiratória (abertura nasal, retracções intercostais/subcostais, grunhidos) e frequência cardíaca. O exame sistémico foi efectuado e registado. A radiografia do tórax foi efectuada sempre que necessário. Hemograma, biluribina sérica (total, direta e indireta), gasometria arterial, electrólitos séricos, KFT, cálcio sérico, magnésio sérico, grupo sanguíneo da mãe e do bebé. Estes exames foram efectuados na admissão, no dia 3, no dia 7 e entre eles, quando indicado, exceto a glicemia, que foi efectuada de 6 em 6 horas durante 1st 24 horas de vida, seguida de 12 em 12 horas até às 72 horas de vida. A glicemia foi efectuada pelo método Glucostick e quaisquer valores anormais, se encontrados, foram enviados para o laboratório para confirmação pelo método da glicose oxidase. A cultura de sangue e a sensibilidade foram efectuadas em casos suspeitos de septicemia. A ventilação mecânica foi utilizada como e quando indicado. Os recém-nascidos foram seguidos até aos 7 dias de vida.

Análise estatística: Todos os dados recolhidos foram analisados utilizando os programas SPSS e Graphpad instat. As morbilidades neonatais foram comparadas entre os bebés pré-termo tardios e os bebés de termo. O teste do qui-quadrado e o teste exato de Fisher foram utilizados para a análise estatística. O valor de *p* <0,05 foi considerado significativo.

Hipoglicemia:- definida como um nível de glucose no sangue inferior a 40 mg/dl nas primeiras 24 horas e inferior a 45 mg/dl após 24 horas[45] .

Icterícia: Icterícia clinicamente visível que requer fototerapia/transfusão de troca de acordo com o nomograma de biluribina sérica total (TSB) específico por hora (tabela AAP). Os critérios para 35 semanas foram utilizados para bebés com 34 semanas de gestação.

Sépsis: Sepsis provável: Rastreio sético positivo (dois dos cinco parâmetros, nomeadamente, CPT <5000/mm3 ou >15000/mm3, relação I/T imaturo/polimorfo total >0,2, contagem absoluta de neutrófilos inferior a 1750/mm3 ou >7200/mm3, proteína C reactiva > 1 mg/dL, plaquetas <1 lakh/mm3); ou Sépsis comprovada: isolamento de agentes patogénicos do sangue ou do LCR.[46]

Dificuldade respiratória: Dificuldade respiratória sustentada durante mais de 2 horas após o nascimento (FR > 60/min) acompanhada de grunhidos, taquipneia, retracções ou necessidade de oxigénio suplementar. [47]

Asfixia perinatal: Seguiu-se a definição de asfixia perinatal da Academia Americana de Pediatria (AAP) e do Colégio Americano de Obstetrícia e Ginecologia (ACOG), ou seja [48]

1. Acidemia metabólica ou mista profunda (pH < 7,00) numa amostra de sangue arterial umbilical.

2. Pontuação de Apgar de 0-3 > 5 minutos após o nascimento.

3. Encefalopatia neonatal (por exemplo, convulsões, coma, hipotonia).

4. Envolvimento de múltiplos órgãos (rins, pulmões, fígado, coração, intestinos).

O início da ventilação mecânica baseia-se na condição clínica do bebé e na avaliação dos gases sanguíneos. A ventilação mecânica foi utilizada quando a pco2 se eleva de forma aguda acima de 55 a 65 mm Hg e o pH diminui para <7,25-7,20.[49]

Qualquer outra complicação clínica ou metabólica, se identificada, foi definida com base nos critérios definidos para ela nos Standard Textbooks of Neonatology (Avery's Diseases of Newborn & Cloherty's Manual of Neonatal Care).

Quaisquer complicações neonatais, se identificadas, foram geridas de acordo com os protocolos normalizados descritos para estas condições.

2. REVISÃO DA LITERATURA

REVISÃO DA LITERATURA

Wang et al (2004): Realizaram um estudo para testar se os bebés de 35 a 36-wk-GA vs 37 a 40-wk-GA têm mais problemas médicos pós-natais e internamentos hospitalares mais longos. O estudo incluiu a triagem de bases de dados de registos médicos electrónicos e a análise de registos neonatais de bebés que nasceram entre outubro de 1997 e outubro de 2000 num centro em Boston MA. Encontraram diferenças significativas em quase todos os resultados clínicos (iterícia clínica, hipoglicemia, infusão intravenosa, dificuldade respiratória e instabilidade da temperatura).[5]

Escobar GJ et al (2006): Realizaram um estudo sobre os resultados a curto prazo de bebés nascidos com 35 e 36 semanas de gestação. Verificaram que os recém-nascidos nascidos com 35 e 36 semanas de gestação registaram uma mortalidade e morbilidade consideráveis. Aproximadamente 8% necessitaram de suporte de oxigénio suplementar durante pelo menos 1 hora, quase 3 vezes a taxa encontrada em bebés nascidos com mais de 37 semanas. Entre os recém-nascidos de 35 a 36 semanas que evoluíram para insuficiência respiratória e que sobreviveram até às 6 horas de idade e não apresentavam anomalias congénitas graves, a taxa de mortalidade foi de 0,8%. Após a alta do hospital de nascimento, os bebés de 35 a

36 semanas tinham muito mais probabilidades de serem reinternados do que os bebés de termo e este aumento era evidente tanto nos 14 dias como nos 15 a 182 dias após a alta.[3-4]

Tomashek KM Michael J. Davidoff, et al (2007) : O objetivo principal deste estudo foi avaliar as diferenças na taxa de mortalidade entre bebés de 34 a 36-wk-GA e de 37 a 41-wk-GA. Análise retrospetiva de dados do período dos EUA - dados ligados ao nascimento/morte infantil para 1995-2002 para bebés únicos com 34 a 36-wk-GA e 37 a 41-wk-GA nascidos em residentes dos 50 estados e do distrito de Columbia. Apesar de um declínio significativo nas taxas de mortalidade infantil entre 1995 e 2002, as taxas de mortalidade infantil foram 3 vezes mais elevadas nos bebés de 34 a 36-wk-GA do que nos bebés de 37 a 41-wk-GA. As taxas de mortalidade neonatal precoce, tardia e pós-neonatal foram 6, 3 e 2 vezes mais elevadas, respetivamente, nos bebés de 34 a 36-wk-GA do que nos bebés de 37 a 41-wk-GA.[52]

Lina F. Chalak et al(2007): O objetivo deste estudo foi determinar a frequência da encefalopatia hipóxico-isquémica (EHI) em bebés pré-termo com 33 a 35 semanas de idade gestacional com base no rastreio fisiológico da acidose perinatal e na avaliação neurológica da encefalopatia. Concluem que 2,5% tinham uma acidose perinatal e 27% destes tinham HIE (2-leve; 4-moderado; 3-severo).[53]

McIntire e Leveno et al (2008): Estudo de coorte retrospetivo de todos os bebés nascidos vivos de 34-40 semanas de idade gestacional nascidos durante um período de 18 anos num centro em Dallas, TX. Analisam as taxas de mortalidade e morbilidade neonatais em bebés de 34 a 36 semanas de idade gestacional e de termo (39 semanas de idade gestacional). Verificaram que a taxa de mortalidade neonatal por 1000 nados-vivos era de 1,1, 1,5 e 0,5 às 34, 35 e 36 semanas de idade gestacional, respetivamente, contra 0,2 às 39 semanas de idade gestacional ($P < .001$). [42]

Shapiro-Mendoza et al (2008): Coorte de base populacional de bebés únicos, de 34 a 36 semanas de idade gestacional e de 37 a 41 semanas de idade gestacional, nascidos em hospitais de Massachusetts e residentes em Massachusetts de 1 de janeiro de 1998 a 30 de novembro de 2003. Eles realizaram um estudo para comparar o risco de morbidade em bebês de 34 a 36 semanas de idade gestacional e de 37 a 41 semanas de idade gestacional. Verificaram que os bebés de 34 a 36 semanas de idade gestacional tinham 7 vezes mais probabilidades de ter morbilidade neonatal do que os bebés de termo (22% vs 3%), os bebés nascidos às 34 semanas de idade gestacional tinham 20 vezes mais risco de morbilidade do que os bebés nascidos às 40 semanas de idade gestacional, duplicando a taxa de morbilidade por cada semana de nascimento antes das 38 semanas.[13]

Ina S Santos Alicia Matijasevich et al(2009):O estudo foi realizado no Programa de Pós-Graduação em Epidemiologia, Departamento de Medicina Social, Universidade Federal de Pelotas, Brasil. Em 2004, todos os nascimentos ocorridos em Pelotas (Sul do Brasil) foram recrutados para um estudo de coorte. Foram incluídos 3285 nascimentos, 371 dos quais eram nascimentos pré-termo tardios (11,3%). Aos 12 meses, a prevalência de baixo peso, atraso no crescimento e emaciação foi de 3,4, 8,7 e 1,1%, respetivamente, entre os bebés nascidos como pré-termo tardio, contra 1,0, 3,4 e 0,3% entre as crianças de termo. Aos 24 meses, os valores correspondentes foram 3,0, 7,2 e 0,8% contra 0,8, 2,9 e 0,4%.[50]

Kitsommart, Janes M, et al (2009): Esta foi uma revisão retrospetiva de prontuários de bebês de 34 a 36 semanas de idade gestacional que foram admitidos na UTIN, no berçário de cuidados intermediários (nível 2) ou nas enfermarias pós-parto em um centro em Hamilton, ON, Canadá, de 1º de abril de 2004 a 31 de março de 2008. Eles comparam as taxas de morbidade e mortalidade de bebês de 34 a 36 semanas de idade e > 37 semanas de idade. Encontraram piores resultados respiratórios em bebés com 34 a 36 semanas de idade gestacional do que em bebés com > 37 semanas de idade gestacional. Os resultados respiratórios incluíram taxas de necessidade de ventilação com pressão positiva (pressão positiva contínua nas vias aéreas ou ventilação mecânica) e prevalência de pneumotórax (todos p< .001).[54]

Melamed, Klinger G et al (2009): Estudo retrospetivo de todos os partos espontâneos de baixo risco de 34-36 semanas de gestação de 1997 a 2006 num centro em Tel Aviv, Israel.

Realizaram um estudo para estimar o efeito da AG na morbilidade neonatal e identificar factores de previsão de resultados neonatais adversos. Encontraram um risco aumentado de morbilidade neonatal em bebés com 34 a 36 semanas de IG, incluindo síndrome de dificuldade respiratória, sépsis, hemorragia intra-ventricular, hipoglicemia e iterícia que requer fototerapia (todos *P* < .001).[55]
Srinivas Murki et al (2010) (Fernandez Hospital, Hyderabad). Compararam a morbilidade neonatal precoce (nos primeiros 7 dias de vida) em bebés prematuros tardios com bebés de termo. Em comparação com os bebés de termo, verificaram que os bebés pré-termo tardios apresentam um risco mais elevado de morbilidade respiratória, necessidade de ventilação (não invasiva ou invasiva), iterícia, hipoglicemia e sépsis. Todas as gestações, exceto a de 39 semanas, apresentavam um risco significativamente mais elevado de morbilidade, sendo a de 40 semanas o termo de referência.[44]

Kalyoncu O,Aygun C et al (2010). (Faculdade de Medicina, Departamento de Pediatria, Universidade Ondokuz Mayis, Kurupelit, Samsun, Turquia). O objetivo do estudo foi analisar as taxas de morbilidade e mortalidade neonatal de prematuros tardios e compará-las com as dos seus homólogos de termo numa unidade de cuidados terciários na Turquia. O estudo incluiu 252 recém-nascidos pré-termo tardios (34 0/7--36 6/7 semanas de idade gestacional), admitidos na Unidade de Cuidados Intensivos Neonatais nas primeiras 24 horas de vida entre janeiro de 2005 e junho de 2007 e 252 recém-nascidos nascidos no mesmo hospital no mesmo período de tempo. A taxa de mortalidade foi de 2,3% nos prematuros tardios. Nenhum dos recém-nascidos de termo morreu. Em comparação com os nascidos a termo, os prematuros tardios tinham 11 vezes mais probabilidades de desenvolver dificuldades respiratórias, 14 vezes mais probabilidades de ter problemas de alimentação, 11 vezes mais probabilidades de apresentar hipoglicemia, 3 vezes mais probabilidades de serem readmitidos e 2,5 vezes mais probabilidades de serem reinternados.[51]

<u>Abu-Salah O et al (2011)</u>: Unfavourable outcomes associated with late preterm birth (Unidade Neonatal, Hospital Militar Rainha Alia, Amã, Jordânia) . O objetivo do estudo foi determinar o impacto do nascimento pré-termo tardio na morbilidade neonatal e nos internamentos na unidade neonatal em comparação com os bebés de termo em Amã, na Jordânia. Os dados foram extraídos através de uma análise retrospetiva dos ficheiros de 2009 a 2010, de todos os bebés nascidos no Hospital Queen Alia em Amã, na Jordânia. Este estudo transversal registou a idade gestacional à nascença, o peso, a admissão na unidade neonatal durante o internamento à nascença, a dificuldade respiratória, a hipoglicemia, a avaliação da septicemia, as dificuldades de alimentação e a iterícia significativa. Os bebés prematuros tardios foram comparados com os nascidos a termo. Houve 2904 (89,3%) nascidos a termo e 348 (10,7%) nascidos vivos pré-termo. Havia 253

recém-nascidos pré-termo tardios, o que faz com que o pré-termo tardio represente 72,7% de todos os recém-nascidos pré-termo. Verificaram que as morbilidades nos recém-nascidos pré-termo tardios em relação aos de termo eram (morbilidades respiratórias 13,8 contra 2,8% (p < 0,001), hipoglicemia em 10,3% contra 1,1%, dificuldades de alimentação em 15,8% contra 1,2% (p < 0,001), avaliação para sépsis em 30,8% contra 2,9% (p < 0,001). A fototerapia para iterícia foi necessária em 10,7% dos recém-nascidos pré-termo tardios contra 1,2% dos recém-nascidos de termo. (p < 0.001).[60]

Femitha P, Bhat BV et al(2012): Resultado neonatal precoce em pré-termos tardios. Departamento de Pediatria, Instituto Jawaharlal de Pós-Graduação em Educação e Investigação Médica (JIPMER), Pondicherry 605 006, Índia. O objetivo do estudo foi estudar os factores de risco maternos, a morbilidade e a mortalidade dos recém-nascidos pré-termo tardios em comparação com os recém-nascidos de termo. Os recém-nascidos pré-termo tardios tinham probabilidades significativamente mais elevadas de desenvolver morbilidade como dificuldade respiratória (12,4% vs. 5,6%, OR 2,21, IC95% 1,21, 4,11), necessidade de ventilação não invasiva (17,3% vs. 5,7%, OR 3,05 IC95% 1,69- 5,47) e invasiva (14,6% vs. 1,7%, OR 8,62, IC95% 1,69- 5,47). 1,7%, OR 8,62, IC 95% 3,09-24,04), sépsis (20,8% vs. 5,2%, OR 5,20, IC 95% 2,71-9,99), convulsões (22,8% vs. 4,8%, OR 4,75 IC 95% 2,61-

8,63), choque (17,6% vs. 4,4%, OR 4,00 IC 95% 2,12-7,56) e iterícia (26% vs. 6%, OR 4,33 IC 95% 2,54- 7,39). Por regressão logística, a probabilidade de desenvolver morbilidade major diminuiu com o aumento da idade gestacional (aOR 0,28 IC 95% 0,18-0,45; p< 0,001) e aumentou com a doença hipertensiva da gravidez (aOR 2,16 IC 95% 1,09- 4,260,p = 0,026).[56]

Cheong JL, Doyle LW et al (2012): Descobriram que as taxas de nascimentos pré-termo na Austrália aumentaram nas últimas duas décadas, principalmente devido ao aumento dos nascimentos pré-termo tardios. Os nascimentos pré-termo tardios (34-36 semanas) compreendem 70% de todos os nascimentos pré-termo, o que se traduz em aproximadamente 16.000 nascimentos por ano na Austrália. As causas exactas desta tendência não são claras; no entanto, as possíveis etiologias incluem o aumento da idade materna, o aumento da utilização de tecnologias de reprodução artificial e o aumento dos nascimentos múltiplos. Em comparação com as crianças nascidas de termo, as crianças pré-termo tardias não só apresentam um aumento da mortalidade e da morbilidade hospitalar, incluindo dificuldades respiratórias, mas também problemas cognitivos, de desempenho escolar, comportamentais e psiquiátricos a longo prazo. Os potenciais encargos para a saúde pública e para a educação decorrentes do nascimento pré-termo tardio são consideráveis. É necessária mais investigação nesta área para compreender os factores de risco do nascimento pré-termo tardio e para ajudar a identificar as crianças com maior risco de défices de desenvolvimento.[62]

Chiang MC, Tsai ML et al (2012): Prevalência e morbilidade dos bebés prematuros tardios: situação atual num centro médico do Norte de Taiwan. Este foi um estudo de coorte retrospetivo que analisou os bebés nascidos num centro médico no norte de Taiwan durante um período de 2 anos entre 2008 e 2009. A taxa de admissão na Unidade de Cuidados Intensivos Neonatais (UCIN) (incluindo um berçário de cuidados especiais) foi mais elevada nos bebés pré-termo tardios do que nos de termo (36% vs. 2%), e foi de 74%, 43% e 21% nos bebés nascidos com 34, 35 e 36 semanas de gestação, respetivamente. Em comparação com os bebés de termo, os bebés pré-termo tardios tiveram um tempo de internamento mais longo se admitidos na UCIN (incluindo o berçário de cuidados especiais) (17 dias vs. 10 dias), e foram associados a um risco acrescido de morbilidades neonatais, incluindo síndrome de dificuldade respiratória (2.6% vs. 0,02%), dificuldade respiratória de outras etiologias (16% vs. 2%), sépsis comprovada por cultura (0,7% vs. 0,2%), hipoglicemia (3% vs. 0,4%), instabilidade da temperatura (0,4% vs. 0,05%), dificuldade de alimentação (2% vs. 0,4%) e hiperbilirrubinemia com necessidade de fototerapia (14% vs. 3%). Os recém-nascidos pré-termo tardios também tiveram maior taxa de readmissão hospitalar (4,4% vs. 2,3%, p<0,001) e taxa de mortalidade neonatal (0,3% vs. 0,08%, p=0,03).[57]

Hendricks-Munoz KD, Bailey S, et al(2013) Divisão de Neonatologia, Departamento de Pediatria, Faculdade de Medicina da Universidade de Nova Iorque, NY 10016, EUA. O objetivo do estudo foi determinar a etiologia da admissão na unidade de cuidados intensivos neonatais (UCIN) e as morbilidades agudas em recém-nascidos pré-termo tardios (LPT). Os recém-nascidos de pré-termo tardio tiveram uma incidência maior de baixo peso ao nascer, hipoglicemia, hipotermia e hiperbilirrubinemia como diagnóstico de admissão (p < 0,001). A incidência geral de síndrome do desconforto respiratório (SDR) foi de 9%, 4%, 3%, 0,7%, 0,2% e 0% nos recém-nascidos com 34 semanas, 35 semanas, 36 semanas, 37 semanas, 38 a 39 semanas e 40 semanas de idade gestacional (p < 0,001).Houve um aumento na incidência de SDR e hipertensão pulmonar persistente, juntamente com um aumento na necessidade de terapia de reposição de surfactante, pressão positiva contínua nas vias aéreas e suporte ventilatório no grupo LPT quando comparado com os recém-nascidos a termo (p < 0,001).[58]

Celik IH, Demirel G et al(2013): Divisão de Neonatologia, Unidade de Cuidados Intensivos Neonatais, Hospital de Saúde Materno-Infantil de Mersin, Mersin,

Turquia. Comparam as taxas de admissão de recém-nascidos pré-termo tardios nos cuidados intensivos neonatais com as de recém-nascidos de termo. Os diagnósticos de admissão foram dificuldade respiratória (46,5%), baixo peso à nascença (17,5%), iterícia (13,7%), dificuldade de alimentação (13,1%), policitemia (8,1%) e hipoglicemia (4%), sendo estas taxas de morbilidade superiores às dos recém-nascidos de termo (p < 0,001). O tempo médio de internamento global foi de 7,5±9,1 dias. As respectivas taxas de mortalidade e reinternação foram de 2,1% e 4,4%, superiores às dos recém-nascidos de termo (p < 0,001). [59]

Araujo BF, Zatti H, Madi JM et al: O objetivo deste estudo foi comparar a mortalidade e as principais condições clínicas intercorrentes de recém-nascidos pré-termo tardios, nascidos com idade gestacional de 34 semanas completas a 36 semanas e 6 dias, com recém-nascidos a termo. A amostra do estudo foi constituída por 239 recém-nascidos pré-termo tardios e 698 recém-nascidos de termo. As mães com idade superior a 35 anos e/ou com história de partos prematuros anteriores apresentaram uma maior proporção de crianças pré-termo tardias. As seguintes variáveis gestacionais foram associadas ao parto prematuro tardio: hipertensão, doenças infecciosas, rotura de membranas há mais de 18 horas e gestações múltiplas. Quando comparados com os recém-nascidos de termo, os prematuros tardios foram estatisticamente mais sujeitos a hipotermia/hipertermia, hipoglicemia, patologias respiratórias, reanimação na sala de partos, fototerapia, alimentação suplementar, ventilação mecânica, infusões venosas, antibióticos e internamento na unidade de cuidados intensivos neonatais, resultando numa taxa de mortalidade neonatal nove vezes superior. As condições intercorrentes foram inversamente relacionadas com a idade gestacional.[63]

3. OBJECTIVOS E METAS

1. Estudar a incidência de parto pré-termo tardio.

2. Estudar a morbilidade neonatal precoce (nos primeiros 7 dias de vida) em bebés prematuros tardios.

3. Estudar a mortalidade neonatal precoce (nos primeiros 7 dias de vida) em bebés prematuros tardios.

BIBLIOGRAFIA

BIBLOGRAFIA

1. Academia Americana de Pediatria; Colégio Americano de Obstetras e Ginecologistas. *Diretrizes para os cuidados perinatais.* 5ª ed., Elk Grove Village, IL. Elk Grove Village, IL: Academia Americana de Pediatria; definição de 2005.

2. Hamilton BE, Martin JA, Ventura SJ. Births: preliminary data for 2007. *Natl Vital Stat Rep.* 2009;57(12):1-23

3. Escobar GJ, Gonzales VM, Armstrong MA, et al. Rehospitalização por desidratação neonatal: um estudo de caso-controlo aninhado. Arch Pediatr Adolesc Med 2002; 156: 155.

4. Escobar GJ, McCormick MC, Zupancic JA, et al. Bebés não estudados: Outcomes of moderately premature infants in the NICU (Resultados de bebés moderadamente prematuros na UCIN). Pediatric Research 2004; 55: 505A.

5. Wang ML, Dorer DJ, Fleming MP, Catlin EA. Resultados clínicos de quase-bebés de termo. Pediatria 2004; 114: 372.

6. Kramer MS, Demissie K, Yang H, et al. The contribution of mild and

moderate preterm birth to infant mortality (A contribuição do nascimento pré-termo ligeiro e moderado para a mortalidade infantil). Grupo de Estudo da Saúde Fetal e Infantil do Sistema Canadiano de Vigilância Perinatal. JAMA 2000; 284: 843.

7.   Raju TN, Higgins RD, Stark AR, Leveno KJ. Optimizing care and outcome for late-preterm (near-term) infants: a summary of the workshop sponsored by the National Institute of Child Health and Human Development. Pediatrics 2006; 118: 1207.

8.   Santos IS, Matijasevich A, Silveira MF, et al.Fatores associados e consequências dos nascimentos pré-termo tardios: resultados da coorte de nascimentos de Pelotas de 2004. *Paediatr Perinat Epidemiol.* 2008;22(4):350 -359

9.   Tomashek KM, Shapiro-Mendoza CK, Davidoff MJ, Petrini JR. Differences in mortality between late-preterm and term singleton infants in the United States, 1995-2002. *J Pediatr.* 2007; 151(5): 450-456, 456

10.   Pulver LS, Guest-Warnick G, Stoddard GJ, ByingtonCL, Young PC. Weight for gestational age affects the mortality of late preterm infants.

Pediatria. 2009; 123(6).

11. Escobar GJ, Clark RH, Greene JD. Shortterm outcomes of infants born at 35 and 36 weeks gestation: we need to ask more questions.*Semin Perinatol.* 2006; 30(1): 28 -33

12. Young PC, Glasgow TS, Li X, Guest-Warnick G, Stoddard G. Mortality of late-preterm (nearterm)newborns in Utah (Mortalidade de recém-nascidos pré-termo tardio (quase-termo) em Utah). *Pediatrics.* 2007; 119(3).

13. Shapiro-Mendoza CK, Tomashek KM, KotelchuckM, Barfield W, Weiss J, Evans S. Risk factors for neonatal morbidity and mortalityamong "healthy," late preterm newborns. morbidity. *Semin Perinatol.* 2006; 30(2): 61- 68

14. Engle WA, Tomashek KM, Wallman C. "Latepreterm "infants: a population at risk. *Pediatrics.* 2007; 120(6): 1390 -1401

15. Davidoff MJ, Dias T, Damus K, et al. Changes in the gestational age distribution among U.S. singleton births: impact on rates of late preterm birth, 1992-2002 *Semin Perinatol.* 2006; 30: 313.

16. Hankins GD, Longo M. The role of stillbirth prevention and late preterm (near-term) births. *Semin Perinatol.* 2006; 30: 20-23.

17. Sibai BM. A pré-eclâmpsia como causa de parto pré-termo e pré-termo tardio (quase

nascimentos a termo). *Semin Perinatol.* 2006; 30: 16-19.

18. Moutquin JM. Classificação e heterogeneidade do pré-parto. *BJOG.* 2003; 110: 30-33

19. Linhart Y, Bashiri A, Maymon E, et al. Congenital anomalies are an independent risk fator for neonatal morbidity and perinatal mortality in preterm birth. *Eur J Obstet Gynecol Reprod Biol.* 2000; 90: 43-49

20. Paul IM, Lehman EB, Hollenbeak CS, Maisels MJ. Preventable newborn readmissions since passage of the Newborns' and Mothers' Health Protection Act. *Pediatrics.* 2006; 118: 2349-2358

21. Hunt CE. Ontogenia da regulação autonómica em bebés pré-termo tardios nascidos com 34-37 semanas de idade pós-menstrual. *Semi Perinatol.*2006; 30: 73-76

22. Henderson-Smart DJ. The effect of gestational age on the incidence and duration of recurrent apnoea in newborn babies (O efeito da idade gestacional na incidência e duração da apneia recorrente em recém-nascidos). *Aust Paediatr J.* 1981; 17: 273-27

23. Arnon, S, Dolfin T, Litmanovitz I, Regev R, Bauer S, Fejgin M.Preterm labour at 34-36 weeks of gestation: should it be arrested? *Paediatr Perinat Epidemiol.* 2001; 15: 252-256

24. Kinney HC. O cérebro humano próximo do termo (pré-termo tardio) e o risco de leucomalácia periventricular: uma revisão. *Semin Perinatol.*2006; 30: 81.

25. Stanley CA, Pallotto EK. Distúrbios do metabolismo dos hidratos de carbono: Taeusch HW, Ballard RA, Gleason CA, eds. *Avery's Diseases of the Newborn.* 8ª edição. Philadelphia, PA: Elsevier Saunders; 2005:1410-1422

26. Sarici SU, Serdar MA, Korkmaz A, et al. Incidência, evolução e previsão da hiperbilirrubinemia em recém-nascidos de termo e de termo. *Pediatrics.* 2004; 113: 775-780

27. Beserth CL. Anatomia e fisiologia do desenvolvimento do trato gastrointestinal. In: Taeusch HW, Ballard RA, Gleason CA, eds. *Avery's Diseases of the Newborn.* 8ª ed. Philadelphia, PA:Elsevier Saunders; 2005:1071-1085

28. al Tawil Y, Berseth CL. Maturação gestacional e pós-natal das respostas motoras duodenais à alimentação intragástrica. *J Pediatr.* 1996; 129: 374-381

29. Bhutani VK, Johnson LH, Maisels MJ, et al. Kernicterus: estratégias epidemiológicas para a sua prevenção através de abordagens baseadas em sistemas. *J Perinatol.* 2004; 24: 650-662

30. Newman TB, Escobar GJ, Gonzales VM, Armstrong MA, Gardner MN, Folck BF. Frequência de testes neonatais de bilirrubina e hiperbilirrubinemia numa grande organização de manutenção da saúde. *Pediatrics.* 2001; 1: 126.

31. Hall RT, Simon S, Smith MT. Readmission of breastfed infants in the first 2 weeks of life (Readmissão de bebés amamentados nas primeiras 2 semanas de vida). *J Perinatol.* 2000; 20: 432-437.

32. Maisels MJ, Kring E. Length of stay, jaundice, and hospital readmission (Duração da estadia, iterícia e readmissão hospitalar). *Pediatrics.* 1998; 101: 995-998.

33. Maisels MJ, Newman TB. Icterícia em bebés nascidos a termo e quase a termo que deixam o hospital nas 36 horas seguintes: a sémese do pediatra. *Clin Perinatol.* 1998; 25: 295-302

34. Brown AK, Damus K, Kim MH, et al. Factores relacionados com a readmissão de recém-nascidos de termo e quase termo nas primeiras duas semanas de vida. Early Discharge Survey Group of the Health Professional Advisory Board of the Greater New York Chapter of the March of Dimes. *J Perinat Med.* 1999; 27: 263-275.

35. Soskolne EI, Schumacker R, Fyock C, Young ML, Schork A.The effect of early

discharge and other factors on readmission rates of newborns. *Arch Pediatr Adolesc Med.* 1996; 150: 373-379

36. Escobar GJ, Joffe S, Gardner MN, Armstrong MA, Folck BF, Carpenter DM. Rehospitalização nas primeiras duas semanas após a alta do hospital unidade de cuidados intensivos neonatais. *Pediatrics.* 1999; 104(1).

37. Johnson D, Jin Y, Truman C. Early discharge of Alberta mothers post delivery and the relationship to potentially preventable newborn readmissions. *Can J Public Health.* 2002; 93: 276-280.

38. Geiger AM, Petitti DB, Yao JF. Rehospitalização por iterícia neonatal: factores de risco e resultados. *Paediatr Perinat Epidemiol.2001;* 15: 352-358

39. Sedin G. Ambiente físico. Parte 1: o ambiente térmico do recém-nascido. In: Martin RJ, Fanaroff AA, WalshMC, eds. *Fanaroff and Martin's Neonatal-Perinatal Medicine.* 8th ed. Philadelphia, PA: Mosby Elsevier; 2006:585-59

40. Stephenson T, Budge H, Mostyn A, Pearce S, Webb R, Symonds ME. Fetal and neonatal adipose tissue maturation: a primary site of cytokine and cytokine-recetor action. *Biochem Soc Trans.* 2001; 29: 80-85.

41. Symonds ME, Mostyn A, Pearce S, Budge H, Stephenson T.Endocrine and regulação nutricional do desenvolvimento do tecido adiposo fetal. *J Endocrinol.* 2003; 179: 293-299.

42. McIntire DD, Leveno KJ. Taxas de mortalidade e morbilidade neonatal em partos pré-termo tardios em comparação com partos a termo. *Obstet Gynecol.2008;* 111(1): 35- 41.

43. Clark RH. The epidemiology of respiratory failure in neonates born at an estimated gestational age of 34 weeks or more (A epidemiologia da insuficiência respiratória em recém-nascidos com idade gestacional estimada em 34 semanas ou mais). *J Perinatol.2005;* 25(4): 251-257.

44. Morbidades neonatais precoces em bebés prematuros tardios. Ashish jaiswal, Srinivas murki , Pramod gaddam e Anupama reddy. Do hospital Fernandez, Hyderabad . Indian pediatr 2011; 48: 607-611.

45. Nelson Textbook of Pediatrics. 18th ed. Saunders 2008: (785).

46. Averys disease of newborn 9th edition (page no. 543-544).

47. Averys disease of newborn 9th edition (page no. 406).

48. Diagnóstico de asfixia congénita com base no pH fetal, no índice de Apgar e disfunção cerebral do recém-nascido Larry C. Gilstrap , Kenneth J. Leveno, MD, Jody Burris, RN ,M. Lynne Williams, RN e Bertis B. Little, PhD. American Journalof   Obstetrícia e   Ginecologia

Volume 161, número 3, páginas 825-830, setembro de 1989.

49. Averys disease of newborn 9th edition (page no. 618).

50. O nascimento pré-termo tardio é um fator de risco para a deficiência de crescimento na primeira infância: um estudo de coorte. Ina S Santos,Alicia Matijasevich, Marlos R Domingues. Programa de Pós-Graduação em Epidemiologia, Departamento de Medicina Social, Universidade Federal de Pelotas, Pelotas, Brasil *BMC Pediatrics* 2009, 9:71 doi:10.1186/1471-2431-9-71.

51. Morbidade e mortalidade neonatal de bebés prematuros tardios. Kalyoncu O, Aygun C, Cetinoglu E, Kugukoduk S. Faculdade de Medicina, Departamento de Pediatria, Universidade Ondokuz Mayis, Kurupelit, Samsun, Turquia. J Matern Fetal Neonatal Med. 2010 Jul;23(7):607-12.

52. Diferenças na mortalidade entre bebés prematuros tardios e bebés de termo nos Estados Unidos, 1995-2002. Kay M. Tomashek Carrie K. Shapiro-Mendoza Michael J. Davidoff Joann R. Petrini The journal of pediatrics, volume 151, número 5, página 450-456.e1, novembro de 2007.

53. Acidose perinatal e encefalopatia hipóxico-isquémica em prematuros Bebés com 33 a 35 Semanas de Gestação. Lina F. Chalak, Nancy Rollins,

Michael C. Morriss, Luc P. Brion, Roy Heyne, e Pablo J. Sanchez, , J

Pediatr. 2012 março; 160(3): 388-394.

54. Kitsommart R, Janes M, Mahajan V, et al.Outcomes of late-preterm infants:

a retrospective,single-center, Canadian study. *ClinPediatr (Phila).*

2009;48(8):844-850.

55. Melamed N, Klinger G, Tenenbaum-Gavish K,et al. Short-term neonatal

outcome in lowrisk,spontaneous, singleton, late preterm deliveries. *Obstet*

Gynecol. 2009;114(2 pt 1):253-260.

56. Resultados neonatais precoces em prematuros tardios. Femitha P, Bhat BV.

Indian J Pediatr. 2012 Aug;79(8):1019-24. doi: 10.1007/s12098-011-0620-9.

Epub 2011 Dec 10. Departamento de Pediatria, Instituto Jawaharlal de

Educação e Pesquisa Médica de Pós-Graduação (JIPMER), Pondicherry 605

006, Índia.

57. Prevalência e morbilidade dos recém-nascidos pré-termo tardios: situação

atual num centro médico do Norte de Taiwan. Tsai ML, Lien R, Chiang MC,

Hsu JF, FuRH, ChuSM, YangCY, YangPH.PediatrNeonatol.

2012Jun;53(3):1717 .doi:10.1016/j.pedneo.2012.04.003. Epub 2012 Jun

5.Division of Neonatology, Department of Pediatrics, Chang Gung Children's

Hospital, Chang Gung University, College of Medicine, Taoyuan, Taiwan.

58. Incidência e etiologia das admissões tardias de pré-termo na unidade de cuidados intensivos neonatais e morbilidades respiratórias associadas, em comparação com os bebés de termo. Mally PV, Hendricks-Munoz KD, Bailey S, Am J Perinatol. 2013 May;30(5):425-31. doi: 10.1055/s-0032-1326989. Epub 2012 Oct 24. Divisão de Neonatologia, Departamento de Pediatria, Faculdade de Medicina da Universidade de Nova Iorque, NY 10016, EUA.

59. Um problema comum nos cuidados intensivos neonatais unidades: bebés pré-termo tardios, um estudo prospetivo com controlos a termo num grande centro perinatal. Celik IH, Demirel G, Canpolat FE, Dilmen U J Matern Fetal Neonatal Med. 2013Mar ;26(5):459-62. doi: 10.3109/14767058.2012.735994. Epub 2012 Oct 31. Divisão de Neonatologia, Unidade de Cuidados Intensivos Neonatais, Hospital de Saúde Materno-Infantil de Mersin, Mersin, Turquia.

60. Resultados desfavoráveis associados ao nascimento pré-termo tardio: observações da Jordânia. Abu-Salah O. J Pak Med Assoc. 2011 Aug;61(8):769-72. Unidade Neonatal, Hospital Militar Rainha Alia, Amã, Jordânia.

61. Gilbert WM, Nesbitt TS, Danielsen B. The cost of prematurity: quantificação por idade gestacional e peso à nascença. *Obstet Gynecol.* 2003;102:488-492.

62.Cheong JL, Doyle LW, Increasing rates of prematurity and epidemiology of late preterm birth (Taxas crescentes de prematuridade e epidemiologia do nascimento pré-termo tardio). J Paediatr Child Health. 2012 Sep;48(9):784-8. doi: 10.1111/j.1440-1754.2012.02536.x.

63. Araujo BF, Zatti H, Madi JM, Coelho MB, Olmi FB, Canabarro CT, Análise da morbidade e mortalidade neonatal em recém-nascidos pré-termo tardios. J Pediatr (Rio J). 2012Mai   ;88(3):259-66.doi:http://dx.doi.org/10.2223/JPED.2196.

DISCUSSÃO

O estudo foi realizado no Departamento de Pediatria e Neonatologia do G.B. Pant General Hospital e Department of Gynecology and Obstetrics L.D hospital e G.B. pant general hospital, (hospitais associados do Government Medical College, Srinagar). Tratou-se de um estudo prospetivo baseado num hospital, realizado durante um período de um ano, de abril de 2012 a março de 2013. O grupo de estudo incluiu 4100 recém-nascidos vivos nascidos no departamento de obstetrícia e ginecologia do hospital L.D e do hospital geral G.B. Pant durante o período de estudo.

O objetivo do nosso estudo foi estudar a incidência do parto pré-termo tardio, a morbilidade neonatal precoce e a mortalidade em recém-nascidos pré-termo tardios e a termo. Os resultados do nosso estudo são discutidos a seguir.

INCIDÊNCIA: A incidência de recém-nascidos pré-termo tardios no nosso estudo foi de 11,6% ou 116 por 1000 nados vivos. Ina S Santos, Cesar G Victora et al[50] encontraram uma incidência de 11,3% ou 113 por 1000 nados vivos, o que é quase semelhante ao nosso estudo.

Morbidades

MORBIDADE GLOBAL: No nosso estudo foram admitidos 365 (76,8%) recém-nascidos pré-termo tardios e 965 (28,3%) recém-nascidos de termo. Estatisticamente, a morbilidade global foi significativamente mais elevada nos recém-nascidos pré-termo tardios do que nos recém-nascidos de termo (OR=8,37, IC95% (6,68-10,5), p-Value= <0,0001). Srinivas murki et al[44] encontraram uma morbilidade global significativamente mais elevada nos recém-nascidos pré-termo tardios (70,8%) do que nos recém-nascidos de termo (29,1%) (P<0,001, OR ajustado: 5,5, IC95%: 4,2-5,1). Hendricks-Munoz KD et al[58] também encontraram uma morbilidade global mais elevada nos recém-nascidos pré-termo tardios em comparação com os recém-nascidos de termo (p < 0,001). Os resultados deste estudo são comparáveis aos do nosso estudo.

ICTERÍCIA: A iterícia foi a morbilidade mais comum no nosso estudo. No nosso estudo, 198 (41,6%) recém-nascidos pré-termo tardios e 520 (15,3%) recém-nascidos de termo foram neonatos pré-termo tardios em comparação com neonatos de termo (valor de P<0,0001, OR = 3,96, IC 95% (3,23- 4,86**).** Wang et al[5] efectuaram um estudo no qual encontraram iterícia em 54,4% dos recém-nascidos pré-termo tardios e 37,9% dos recém-nascidos de termo (OR 1,95, IC 95% (1,04-3,67), valor de P < 0,027). Celik IH, Demirel G[59] et al também encontraram iterícia significativamente mais em recém-nascidos pré-termo tardios do que em recém-nascidos de termo (p <0,001). Os resultados destes estudos são comparáveis aos do nosso estudo.

HIPOGLICEMIA: No nosso estudo, a hipoglicemia ocorreu em 76 (16%) dos recém-nascidos pré-termo tardios e em 221 (6,5%) dos bebés de termo. Estatisticamente, a hipoglicemia foi significativamente mais elevada nos recém-nascidos pré-termo tardios do que nos recém-nascidos de termo (valor de P=0,0001, OR =2,74, IC95% = (2,07 - 3,63). Wang et al[5] realizaram um estudo no qual constataram que a hipoglicemia ocorreu em 15,6% dos recém-nascidos pré-termo tardios e 5,3% dos recém-nascidos a termo (OR 3,30 (1,1-12,2), Valor de P = 0,028). Araujo BF, ZattiH et al[63] descobriram que os prematuros tardios eram estatisticamente mais propensos a sofrer hipoglicemia em comparação com os recém-nascidos de termo. Esses resultados são comparáveis aos do nosso estudo.

Morbidade respiratória: Em nosso estudo, as morbidades respiratórias ocorreram em 53 (11,2%) neonatos pré-termo tardios e 73 (2,1%) neonatos a termo. Estatisticamente, os recém-nascidos pré-termo foram comparados aos recém-nascidos a termo (P-Valor <0,0001, OR=5,72, IC95% (3,96-8,27). Srinivas murki et al[44] também encontraram morbidades respiratórias significativamente maiores em recém-nascidos pré-termo tardios (10,5%) em comparação com recém-nascidos a termo (1,5%) (*P<0,001*; OR ajustado: 7,5; IC 95%: 4,2-12,3). Hendricks-Munoz KD et al[58] encontraram uma síndrome do desconforto respiratório (SDR) em 9%, 4%, 3%, em 34 semanas, 35 semanas, 36 semanas em comparação com 0,7%, 0,2% e 0% em 37 semanas, 38 a 39 semanas e neonatos com 40 semanas de idade gestacional (p <0,001). Os resultados desses estudos são comparáveis ao nosso estudo.

SEPSIS : No nosso estudo, a sepsis ocorreu em 21 (4,8%) recém-nascidos pré-termo tardios e 52 (1,53%) recém-nascidos de termo. Estatisticamente, a sépsis foi significativamente mais elevada nos recém-nascidos pré-termo tardios do que nos recém-nascidos de termo (valor de p 0,0001, OR=2,98, IC 95% (1,78 - 4,99). Srinivas murki et al[44] também encontraram sepse significativamente maior em recém-nascidos pré-termo tardios (4,1%) em comparação com recém-nascidos a termo (1,1%) (P<0,001; OR ajustado: 3,2; IC 95%: 1,6-6,5).

VENTILAÇÃO MECÂNICA: No nosso estudo, 18 recém-nascidos pré-termo tardios (3,7%) e 45 (1,3%) recém-nascidos de termo necessitaram de ventilação mecânica. Estatisticamente, a necessidade de

em comparação com os recém-nascidos de termo (valor de p =0,0002, OR=2,94, IC95% (1,69 - 5,12). Hendricks-Munoz KD et al[58] também encontraram uma maior necessidade de ventilação mecânica em recém-nascidos pré-termo tardios em comparação com recém-nascidos de termo (valor de p <0,001). Gilbert et al[61] verificaram que 3,4% dos recém-nascidos pré-termo tardios, em comparação com 0,9% dos recém-nascidos de termo, necessitaram de ventilação mecânica. Os resultados destes estudos são comparáveis aos do nosso estudo.

ASPIXIA PERINATAL: No nosso estudo, a asfixia perinatal ocorreu em 14 (2,9%) recém-nascidos pré-termo tardios e 65 (1,9%) recém-nascidos de termo.

Estatisticamente, a asfixia perinatal não foi significativamente mais elevada nos recém-nascidos pré-termo tardios do que nos recém-nascidos de termo (p = 0,186, OR = 1,56, IC95% (0,8-2,8)). Lina F chalak et al[53] descobriram que a asfixia perinatal ocorreu em 2,5% dos recém-nascidos pré-termo tardios, o que é comparável ao nosso estudo. Wang ML, Dorer DJet al[5] também encontraram uma pontuação de apgar de 1 e 5 minutos comparável em recém-nascidos pré-termo tardios.

MORTALIDADE: No nosso estudo, dos 475 recém-nascidos pré-termo tardios, a morte ocorreu em 12 recém-nascidos (2,5% ou 25 por 1000 nados vivos) e dos 3400 recém-nascidos de termo, a morte ocorreu em 40 recém-nascidos (11 por 1000 nados vivos). Estatisticamente, a mortalidade foi significativamente mais elevada nos recém-nascidos pré-termo tardios do que nos recém-nascidos de termo neonatos (OR = 2,17, P= 0,02). CelikIH et al[59] encontraram uma taxa de mortalidade de 2,1% ou
21 por mil nados vivos. Verificaram também que a mortalidade nos prematuros tardios era significativamente mais elevada do que nos recém-nascidos de termo (p<0,001).

RESUMO E CONCLUSÃO

❖ Este estudo foi realizado no Departamento de Pediatria e Neonatologia do G.B. Pant General Hospital e no Departamento de Ginecologia e Obstetrícia do L.D hospital e do G.B. pant general hospital, (hospitais associados ao Government Medical College, Srinagar) e ambos são hospitais de cuidados terciários de referência do vale de Caxemira.

❖ Este estudo foi feito para estudar a incidência de parto pré-termo tardio, morbidade neonatal precoce e mortalidade em recém-nascidos pré-termo tardios e a termo. Foi um estudo prospetivo de base hospitalar realizado durante um período de 1 ano, de abril de 2012 a março de 2013.

❖ O estudo foi efectuado em 4100 recém-nascidos no Departamento de Ginecologia e Obstetrícia do hospital L.D e no hospital geral G.B. pant.

❖ Do total de 4100 recém-nascidos, 673 eram pré-termo (<37 semanas) e 3400 eram de termo. Dos 673 bebés pré-termo, 475 (70,6%) eram pré-termo tardio e 198 (29,4%) eram pré-termo com idade gestacional <34 semanas. 27 foram excluídos devido a malformação congénita grave e cromossómica

anomalias.
❖ Do total de 4100 neonatos, admitimos 1330 neonatos. 365 (76,8%) eram

recém-nascidos pré-termo tardios e 965 (28,3%) recém-nascidos de termo.

❖ No nosso estudo, entre os recém-nascidos pré-termo tardios, 54,1% eram do sexo masculino e 45,9% do sexo feminino. Entre os recém-nascidos de termo, 51,5% eram do sexo masculino e 48,5% do sexo feminino.

❖ No nosso estudo, a incidência de parto pré-termo tardio foi de 116 por mil nados-vivos.

❖ Relativamente às morbilidades, no presente estudo, 76,8% dos recém-nascidos pré-termo tardios e 28,3% dos recém-nascidos de termo tiveram pelo menos uma morbilidade neonatal que necessitou de observação hospitalar, admissão durante os primeiros 7 dias de vida. A iterícia neonatal com necessidade de fototerapia (41,6%), seguida da hipoglicémia (16%) e da morbilidade respiratória (11,2%) foram as morbilidades mais frequentemente identificadas nos prematuros tardios, enquanto a iterícia neonatal (24,8%) foi a morbilidade mais frequentemente identificada nos de termo bebés.

❖ Em relação a outras morbidades, no presente estudo a sepse ocorreu em 21(4,8%) neonatos pré-termo tardios e 52(1,53%) neonatos a termo. A asfixia perinatal ocorreu em 14 (2,9%) recém-nascidos pré-termo tardios e 65 (1,85%) recém-nascidos de termo. A ventilação mecânica foi necessária em 18 (3,7%) recém-nascidos pré-termo tardios e 45 (1,3%) recém-nascidos de termo. A indicação mais comum para a ventilação mecânica nos recém-nascidos pré-termo tardios foi a síndrome de dificuldade respiratória e nos bebés de termo foi a asfixia perinatal.

❖ No nosso estudo, dos 475 recém-nascidos pré-termo tardios, 12 morreram, o que representa uma mortalidade de 25 por 1000 nados vivos.

❖ O estudo acima referido revelou que os recém-nascidos de pré-termo tardio apresentam um risco significativamente mais elevado de morbilidade e mortalidade do que os recém-nascidos de termo. É necessária uma maior preocupação e atenção para os cuidados a prestar a esta população ignorada e em risco. Os resultados deste estudo enfatizam a importância de uma tomada de decisão obstétrica criteriosa quando se considera o parto pré-termo tardio, e a necessidade de estabelecer antecipadamente orientações clínicas para o tratamento de bebés prematuros tardios.

PROFORMA

Nome e filiação: Sexo: masculino/feminino

MRD NO: Peso:

Data de admissão: Data de alta:

Ordem de nascimento: Endereço e número de telefone:

Idade gestacional: (DUM materna, NEW BALLARD SCORE) :

Causa da prematuridade:

Local de entrega: Congénito/Outro

Modo de entrega:

Pontuação de Apgar em

1 minuto

5 minutos

<u>Exame físico geral:</u>

Peso:

Idade gestacional (DUM materna, NEW BALLARD SCORE):

Frequência cardíaca:

Frequência respiratória:

Temperatura:

Cor:

Dificuldade respiratória:

Flaring nasal: Sim / Não

Retracções supra-esternais /intercostais/subcostais: Sim / Não

Grunt: Sim / Não

Icterícia

Icterícia clinicamente visível que requer fototerapia/transfusão.

Convulsões: Sim / Não

Exame sistémico:

Peito:

Cvs:

P/A:

CNS:

<u>INVESTIGAÇÕES:</u>

Hemograma completo (CBC):

Hemoglobina:

Contagem total de leucócitos (TLC):

Contagem absoluta de neutrófilos:

DLC: Polimorfos:

Linfócitos:

Contagem de plaquetas:

Grupo sanguíneo da mãe:

Grupo sanguíneo do bebé:

Açúcar no sangue:

Cálcio sérico:

Magnésio sérico:

Gasometria arterial e electrólitos:

Radiografia do tórax:

Proteína C reactiva (PCR):

Teste de função renal (KFT):

Billuribina sérica:

Total:

Direto:

Indireta:

Cultura de sangue e sensibilidade (quando indicado):

Índice

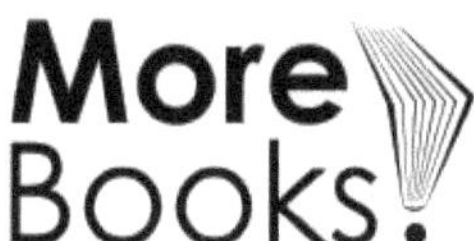

More
Books!

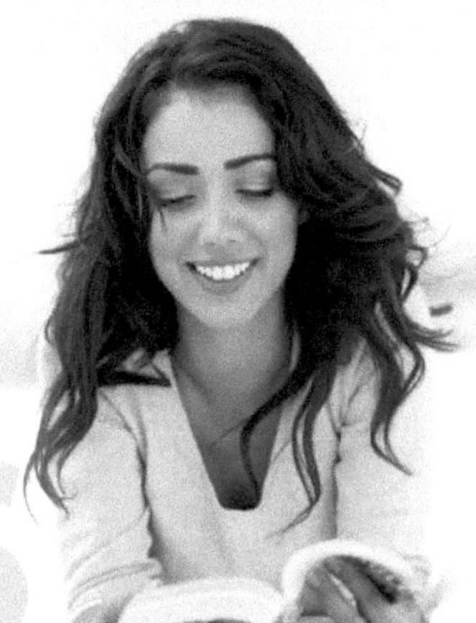

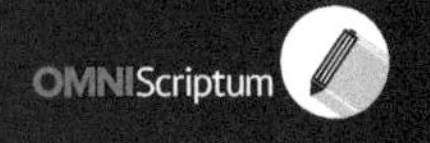

info@omniscriptum.com
www.omniscriptum.com
OMNIScriptum

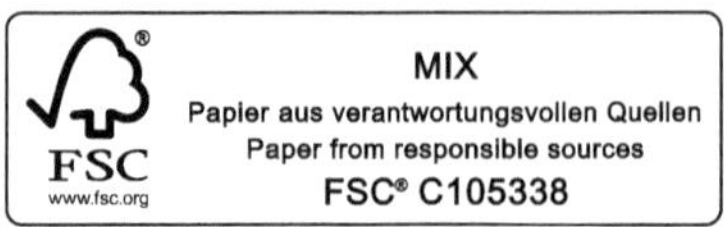

Printed by Books on Demand GmbH, Norderstedt / Germany